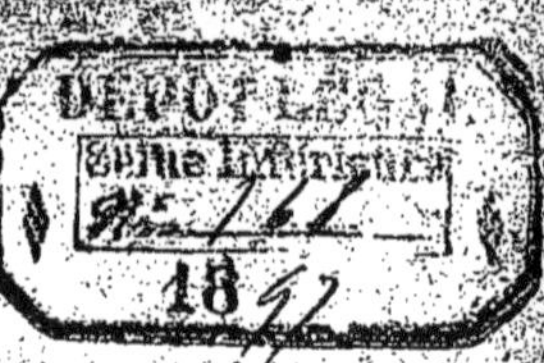

DE LA

GUÉRISON DU TIC DOULOUREUX DE LA FACE

PAR

UNE NOUVELLE MÉTHODE CHIRURGICALE

PAR

Le Dr V. JARRE

Lauréat de l'Académie de médecine

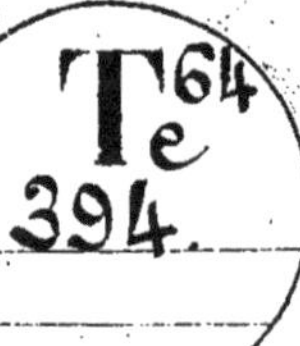

PARIS

G. STEINHEIL, ÉDITEUR

2, RUE CASIMIR-DELAVIGNE, 2

1897

DU MÊME AUTEUR

Observation d'un kyste volumineux à la mâchoire supérieure, variété périostique, 1890. *Comptes rendus de la Société de stomatologie*, t. II, p. 108 et suiv.

Un cas de greffe hétéroplastique, 1890. *Comptes rendus de la Société de stomatologie*, t. II, p. 119 et suiv.

Nouvelles observations de greffe hétéroplastique, 1891. *Comptes rendus de la Société de stomatologie*, t. III, p. 5 et suiv.

De l'ostéo-périostite phlegmoneuse des mâchoires d'origine dentaire, 1891. *Comptes rendus de la Société de stomatologie*, t. III, p. 87 et suiv.

Sur un cas d'accidents tardifs de la dent de sagesse inférieure droite chez un vieillard, 1891. *Comptes rendus de la Société de la stomatologie*, t. III, p. 118 et suiv.

Sur un cas d'absence congénitale de dent chez un enfant de 12 ans, 1891. *Comptes rendus de la Société de stomatologie*, t. III p. 127 et suiv.

Un cas de rétroversion des dents supérieures avec menton de galoche. Guérison rapide par le plan incliné, 1892. *Comptes rendus de la Société de stomatologie*, t. IV, p. 7 et suiv.

Contribution à l'histoire de l'éruption des dents chez l'homme. Accidents inflammatoires et névralgiques dus à l'éruption de la deuxième grosse molaire inférieure définitive, 1892. *Comptes rendus de la Société de stomatologie*, t. IV, p. 34 et suiv.

Fistule du menton causée et entretenue par la périostite chronique du sommet radiculaire de l'incisive centrale inférieure gauche. Greffe de la dent malade. Guérison, 1892. *Comptes rendus de la Société de stomatologie*, t. IV, p. 34 et suiv.

Deux cas de greffe de dents sèches, 1892. *Comptes rendus de la Société de stomatologie*, t. IV, p .47 et suiv.

Tic douloureux du maxillaire supérieur gauche traité par la destruction ignée de la muqueuse et du périoste du bord alvéolaire, 1892. *Comptes rendus de la Société de stomatologie*, t. IV, p. 48 et suiv., et 1893 ; t. V, p. 86 et suiv.

Recherches sur la névralgie spasmodique ou tic douloureux de la face. (Pathogénie et traitement.) *Revue mensuelle de Stomatologie*, nos 1 et 2 de 1894.

Traitement chirurgical du tic douloureux de la face. *Revue mensuelle de Stomatologie*, no 8 de 1895.

De la nécrose des maxillaires dans ses rapports avec les maladies inflammatoires de la cavité buccale. *Revue mensuelle de Stomatologie*, no 1 de 1896.

IMPRIMERIE LEMALE ET Cie, HAVRE

DE LA

GUÉRISON DU TIC DOULOUREUX DE LA FACE

PAR

UNE NOUVELLE MÉTHODE CHIRURGICALE

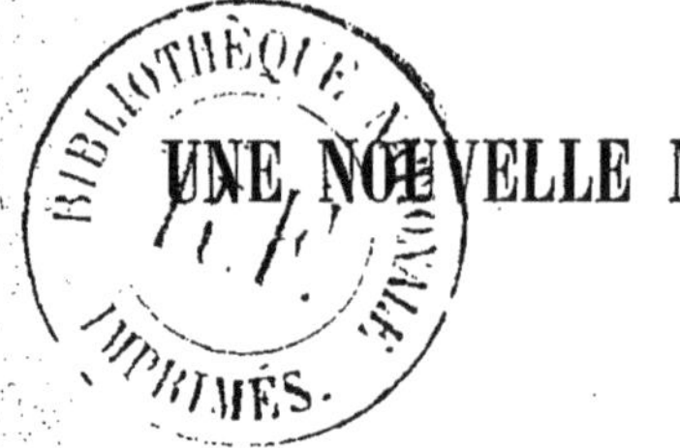

PAR

Le Dr V. JARRE

Lauréat de l'Académie de médecine

PARIS

G. STEINHEIL, ÉDITEUR

2, RUE CASIMIR-DELAVIGNE, 2

1897

DE LA

GUÉRISON DU TIC DOULOUREUX DE LA FACE

PAR UNE NOUVELLE MÉTHODE CHIRURGICALE (1)

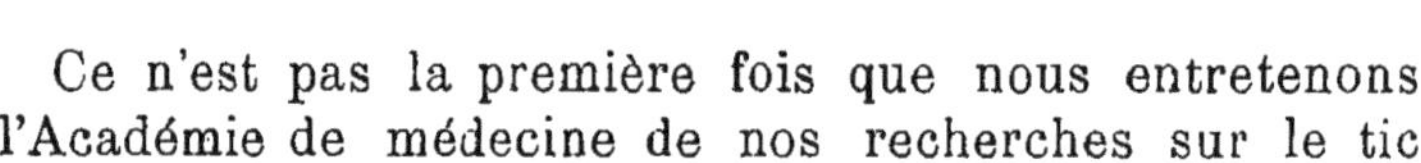

Ce n'est pas la première fois que nous entretenons l'Académie de médecine de nos recherches sur le tic douloureux de la face.

Le début de ces investigations remonte au mois de septembre 1892 et, dès l'année 1893, nous avons adressé à l'Académie un travail intitulé : *Recherches sur la névralgie spasmodique ou tic douloureux de la face. Pathogénie et traitement.*

Ce travail, lu à la séance du 3 septembre, a été renvoyé à une commission, composée de MM. Duplay et Magitot, et a fait l'objet d'un rapport communiqué à la séance du 5 décembre de la même année (2).

Nous apportons aujourd'hui à l'Académie les observations de 18 malades atteints du tic douloureux de la face traités et guéris par la méthode que nous avons préconisée.

Les caractères du tic douloureux de la face sont trop connus pour que nous ayons à les reproduire ici. On sait que cette affection consiste dans l'apparition et la disparition brusque, après quelques secondes de durée, de crises névralgiques d'une grande acuité occupant un ou plusieurs

(1) Mémoire couronné par l'Académie de médecine, *prix Buisson*, 1895.

(2) Voir *Bulletin de l'Académie de médecine*, séance du 5 décembre 1893, n° 48, p. 655-662.

rameaux périphériques de la cinquième paire des nerfs crâniens.

C'est cette forme nettement déterminée qui, jusqu'à présent, a échappé à toutes les tentatives thérapeutiques.

Les moyens empruntés à la médecine interne n'ont donné, comme on sait, aucun résultat.

Quant aux traitements chirurgicaux, ils ont consisté dans l'élongation, la section ou la résection des nerfs dans leur continuité. Quelques chirurgiens sont même allés jusqu'à proposer et à pratiquer l'ablation du ganglion de Gasser (1).

Nous rappellerons à ce propos que, de l'avis même des médecins qui ont le plus souvent pratiqué ces opérations, elles n'ont été suivies que d'une cessation temporaire des crises. Celles-ci ont, en effet, toujours reparu au bout de quelques mois par suite du rétablissement constant, par les branches anastomotiques collatérales, du circuit nerveux momentanément interrompu.

Le tic douloureux de la face demeure donc, malgré tous les traitements médicaux et chirurgicaux qui lui ont été opposés, une affection absolument incurable dans l'état actuel de la science.

C'est dans ces conditions que nous avons, il y a quelques années, commencé nos investigations. Mais comprenant que nous ne pouvions instituer une thérapeutique nouvelle qu'en fixant préalablement un point de la question qui n'a pas été établi jusqu'à ce jour, à savoir : « la pathogénie du tic douloureux », c'est à la solution de ce problème que nous avons tout d'abord consacré nos efforts.

En premier lieu, nous avons été frappé de l'identité entre les caractères de la névralgie spasmodique de la face et ceux de certaines névralgies des membres, celles qui ont reçu le nom de névralgies des amputés. Or, on sait depuis fort longtemps déjà que ces dernières ont pour lésion originelle une altération cicatricielle des extrémités terminales des nerfs inclus dans le moignon.

Amené par voie d'analogie à conclure de l'identité des symptômes à l'identité de la lésion initiale, nous avons

(1) Voir pour les renseignements bibliographiques : *Revue mensuelle de Stomatologie*, année 1894, n° 1, p. 7 et 8.

pensé qu'il pourrait parfaitement en être de même pour le tic douloureux de la face.

Poussant plus loin, dans cet ordre d'idées, nos recherches, nous avons remarqué que la région alvéolaire, en raison de la fréquence des altérations dentaires et gingivales qu'elle présente, est de toute la face celle qui est le plus sujette à offrir les lésions cicatricielles présumées.

En second lieu, l'étude comparative des névralgies réflexes d'origine dentaire, dont les irradiations douloureuses varient avec la dent qui en est le point de départ, avec les localisations douloureuses, variables suivant les cas, des névralgies spasmodiques de la face, était de nature à nous confirmer dans cette manière de voir.

En effet, s'il s'agit, par exemple, d'un tic douloureux inférieur, les irradiations qui se produisent, dans certains cas, au niveau de l'oreille d'une part et au niveau du menton d'autre part, sont les mêmes que celles de la névralgie réflexe ayant pour point de départ une affection aiguë de la dent de sagesse inférieure ou des tissus gingivaux qui avoisinent cet organe.

On sait également qu'une névralgie réflexe due à une lésion de la première grosse molaire inférieure s'étend en haut du côté des régions malaire et péri-orbitaire. Or certaines formes de tic douloureux de la face présentent ces mêmes irradiations.

Si maintenant nous passons à la névralgie spasmodique supérieure, nous pouvons faire la même remarque. C'est ainsi que ses distributions douloureuses aux régions sous et sus-orbitaires, à la tempe et à la région préauriculaire sont les mêmes que celles des névralgies réflexes symptomatiques d'une altération des prémolaires ou des canines supérieures.

Ces irradiations sont d'ailleurs conformes à la distribution des ramifications de la cinquième paire et au système de leurs anastomoses.

Le rapprochement des deux faits d'observation que nous venons de signaler : l'identité des caractères du tic douloureux de la face avec ceux de la névralgie des amputés, d'une part; les irradiations dans des directions semblables des manifestations douloureuses de la névralgie spasmodique de la face et de celles des névralgies réflexes d'origine dentaire, d'autre part, nous a amené à la conception de l'hypothèse suivante :

1° La lésion originelle du tic douloureux de la face, affection réputée incurable dans l'état actuel de la science, est, de même que la névralgie des amputés, de nature cicatricielle et par conséquent indélébile ;

2° Cette lésion cicatricielle a son siège dans les tissus du bord alvéolaire.

Dans notre premier mémoire à l'Académie, nous avons établi les conditions de genèse de ces lésions cicatricielles. Nous avons montré qu'elles se produisent dans des conditions spéciales liées à des phénomènes d'infection et de suppuration des tissus alvéolaires avant leur cicatrisation (accidents d'arthrite alvéolo-dentaire chronique ou de gingivo-périostite) (1). Nous n'y reviendrons donc pas ici.

Nous dirons seulement que la nouvelle interprétation pathogénique que nous donnons du tic douloureux de la face, a été en tous points confirmée par le traitement chirurgical qui en découle. L'hypothèse du début s'est donc transformée en un fait acquis, absolument indéniable.

On s'attendrait cependant à trouver ici des documents positifs destinés à montrer les lésions elles-mêmes dont il s'agit. Mais les recherches entreprises dans ce sens, soit par nous, soit par un de nos collègues, dont la compétence en histologie pathologique ne saurait être mise en doute, M. le Dr Critzman, ne nous permettent pas d'affirmer d'une manière absolue si nous avons affaire à des névromes ou à d'autres lésions de la substance nerveuse.

Quoi qu'il en soit, cette question, toute de détail, n'est de nature à infirmer en rien les résultats thérapeutiques que nous avons obtenus. Nous y reviendrons d'ailleurs dans un travail ultérieur.

Et, maintenant, sans prolonger davantage ces considé-

(1) 1° *Loc. cit.*, n° 2, p. 11 et 12.

rations générales, nous allons aborder la question du siège de la lésion alvéolaire pour passer ensuite à l'étude de la description du procédé opératoire et terminer par l'exposé des résultats obtenus.

I. — Détermination du siège de la lésion alvéolaire

La portion du bord alvéolaire qui est le siège des lésions cicatricielles se reconnaîtra aux signes suivants :

1° On établira les antécédents étiologiques présentés par le malade : accidents d'arthrite alvéolo-dentaire chronique ou de gingivo-périostite, celle-ci le plus fréquemment déterminée par l'éruption vicieuse de la dent de sagesse inférieure;

2° On recherchera avec soin quel est le point de départ des phénomènes douloureux;

3° Enfin, dans bon nombre de cas, une exploration de l'arcade alvéolaire, saisie entre le pouce et l'index, provoquera une sensation douloureuse au niveau de la région soupçonnée.

C'est cette région, comprenant l'étendue d'une ou de plusieurs alvéoles, qu'il s'agit de bien déterminer et de dégager, si cela est nécessaire, par l'extraction de l'une ou des deux dents qui la limitent de chaque côté, avant de procéder à son ablation.

Dans certains cas, le diagnostic du siège exact de la lésion cicatricielle sera fort simple à établir, par exemple, lorsque le bord alvéolaire ne présente qu'une seule lacune; mais il n'en sera pas de même lorsque plusieurs dents manqueront ou qu'elles seront toutes absentes. Dans ces derniers cas, le diagnostic demandera beaucoup plus de recherches et ne s'obtiendra parfois qu'après des tâtonnements multiples.

Quoi qu'il en soit, une fois le siège exact de la lésion cicatricielle bien délimité, on procède de la façon suivante à la résection extemporanée du bord alvéolaire.

II. — Description du procédé opératoire

Ce procédé consiste dans l'*ablation extemporanée* de la région alvéolaire cicatricielle.

Il comprend quatre temps :

Premier temps. — *Incisions de la muqueuse et du périoste.*

Deuxième temps. — *Sections osseuses.*

Troisième temps. — *Ablation de la partie sectionnée du bord alvéolaire.*

Quatrième temps. — *Rugination de la plaie osseuse.*

Premier temps. — *Incisions de la muqueuse et du périoste.* — Le malade étant soumis à l'anesthésie soit locale, soit générale, suivant les cas, on pratique avec le galvano-cautère deux incisions parallèles et verticales, pénétrant à travers la muqueuse et le périoste jusqu'à la surface osseuse. Ces incisions partent du fond du vestibule, contournent le rebord alvéolaire et se prolongent du côté lingual à une hauteur égale à celle du point de départ; elles sont ensuite reliées entre elles de chaque côté de l'arcade par deux incisions transversales. Ces quatre incisions tracent ainsi un quadrilatère circonscrivant exactement toute la partie du bord alvéolaire à réséquer.

Deuxième temps. — *Sections osseuses.* — Au moyen d'une scie circulaire, mue par le tour à pédale, on pratique, du bord libre vers la profondeur de l'arcade alvéolaire, deux sections poursuivant le trajet des incisions verticales des parties molles. On isole de la sorte un fragment osseux qui reste adhérent au maxillaire par sa partie profonde.

Troisième temps. — *Ablation de la partie sectionnée du bord alvéolaire.* — L'ablation de la partie sectionnée du bord alvéolaire se pratique au moyen de la pince de Liston. Celle-ci doit saisir dans le trajet des incisions transversales et sectionner le plus loin possible le tissu osseux, de façon à comprendre dans la section toute la partie cicatricielle.

Quatrième temps. — *Rugination de la plaie osseuse.* — Lorsque toute la portion cicatricielle du bord alvéolaire a été enlevée, on rugine la plaie osseuse de façon à faire disparaître les rugosités qui la recouvrent et les esquilles osseuses plus ou moins détachées, produites par la section avec la pince de Liston. Cette opération est pratiquée au moyen d'une forte fraise, actionnée par le tour à pédale, que l'on promène à plusieurs reprises sur toute la surface osseuse opérée jusqu'à ce que le doigt explorateur la trouve parfaitement lisse et unie.

Soins complémentaires et suites de l'opération. — Le traitement ultérieur consiste en lavages répétés de la bouche avec un liquide antiseptique (acide thymique à 1/2500) et dans l'application permanente au niveau de la plaie d'un tampon de ouate hydrophile imbibée de la même solution.

Les suites de l'opération sont des plus simples. La cessation des crises de tic douloureux est immédiate. En quelques jours, la plaie de la bouche se déterge, bourgeonne, et, au bout d'un mois ou six semaines, sa cicatrisation est complète.

Telle est la méthode de choix à laquelle on devra avoir recours désormais dans le traitement du tic douloureux de la face. Nous ajouterons qu'elle s'impose comme la seule pouvant réaliser l'ablation extemporanée et totale de la région malade. Toutefois, nous devons avouer que nous ne sommes pas arrivé à la formuler d'emblée de cette façon.

En effet, au début de nos tentatives, nous avons cherché à amener la destruction de la région malade, non par l'ablation immédiate, mais par une série d'applications de feu. Des cautérisations répétées au galvano-cautère, détruisant la muqueuse et le périoste, devaient nous conduire à l'élimination complète de la région alvéolaire cicatricielle. En effet, la partie d'os mise à nu, cessant d'être nourrie, disparaissait par nécrose. Cette élimination osseuse achevée, la guérison du tic douloureux se trouvait réalisée. C'est ainsi que, dans un certain nombre de nos observations, la guérison a été obtenue par ce procédé.

Cependant ce mode de traitement avait divers inconvénients : il nécessitait une série d'interventions successives; il fatiguait les malades, et, en outre, le résultat définitif se faisait longtemps attendre, puisqu'il ne devait se produire qu'à la suite de l'élimination spontanée des séquestres alvéolaires, c'est-à-dire trois ou quatre mois après les premières applications de feu.

Exposé des résultats obtenus. — Ces résultats sont implicitement contenus dans les observations qui suivent.

Celles-ci, au nombre de 18, se décomposent de la manière suivante :

Guérisons obtenues par les cautérisations au galvano et l'élimination spontanée des séquestres.........	6
Guérisons obtenues par l'ablation extemporanée du bord alvéolaire. Résultat immédiat..............	12
Total.........	18

Les 18 malades, dont nous donnons les observations dans ce travail, ne sont pas les seuls qui aient été traités par nous. En effet, nous avons soigné en tout 23 cas de tic douloureux de la face. Mais 5 d'entre eux, soumis au traitement par les cautérisations au galvano ou à une résection incomplète, ont renoncé à nos soins après et n'ont pas été revus.

Il reste donc en définitive 18 malades qui aient réellement été soumis d'une façon complète à notre traitement. Leur guérison est entourée de tous les caractères d'authenticité les mieux établis. Celle-ci remonte pour un certain nombre d'entre eux à plus de deux ans; la dernière date actuellement (fin février 1895) de quatre mois.

Observation I

Tic douloureux supérieur gauche datant de quatre mois. Aucun traitement chirurgical antérieur. Destruction de la muqueuse et du périoste recouvrant la partie du bord alvéolaire correspondant à l'emplacement de la canine supérieure gauche par une série de douze cautérisations au galvano-cautère, pratiquées du 15 septembre au 10 octobre 1892. Cessation complète des douleurs pendant deux mois. Retour des douleurs (vives et continues) du 20 décembre 1892 au 5 janvier 1893. A cette dernière date, chute spontanée de la partie d'os dénudé. A partir du 5 janvier 1893, guérison, maintenue intacte depuis plus de vingt-cinq mois.

Mme F..., 53 ans, sans antécédents héréditaires, aurait présenté vers l'âge de 30 ans, au niveau de la région alvéolaire de la canine supérieure gauche, dont la couronne se serait détruite, une série de petits abcès de la gencive occupant le vestibule. Ces abcès se seraient répétés un grand nombre de fois pendant une période de cinq ou six années environ; puis ils auraient cessé de se produire sans que l'on soit intervenu d'aucune manière sur ce point.

Il y a quatre mois, c'est-à-dire dans les premiers jours de mai 1892, Mme F... aurait commencé à éprouver une sensation de picotements et d'élancements douloureux au niveau de la fosse canine gauche. Ces picotements et ces élancements, dont la durée était fort courte (une seconde à peine), se reproduisaient à chaque contact de la main ou d'un corps étranger sur la lèvre ou sur l'aile du nez : ils n'apparaissaient jamais en dehors de ces causes provocatrices.

Cet état persista sans aggravation sensible pendant deux semaines environ; puis, vers le 20 mai 1894, Mme F... ressentit tout à coup, au moment où elle se mouchait, une douleur extrêmement vive qui, de la fosse canine, s'étendit rapidement dans toute la moitié supérieure gauche de la face, pour disparaître ensuite brusquement sans laisser de traces après quelques secondes de durée.

A partir de ce moment, des crises douloureuses, semblables à la précédente, se montrèrent chaque fois qu'un contact de la main ou d'un corps étranger se produisait sur l'aile du nez ou sur la lèvre supérieure.

Dans le commencement du mois d'août 1892, la maladie de Mme F... s'aggrava encore d'une façon considérable. La plus légère contraction des muscles de la face, le moindre mouvement de la lèvre supérieure ou de l'aile du nez, l'action de parler, de boire, de manger ou d'avaler, devinrent autant de causes de crises douloureuses très violentes. Mme F... ajoute qu'elle a depuis plusieurs semaines pris le parti d'écrire ce qu'elle veut dire, afin d'éviter tout mouvement des lèvres; de plus, elle ne prend pour toute nourriture que du lait qu'elle avale à la hâte et en petites quantités dans l'intervalle des crises. Toutefois il n'y a pas de douleur à l'état de repos, ni la nuit pendant le sommeil.

C'est dans cet état que Mme F... vient à notre consultation le 15 septembre 1892. Son état d'affaiblissement est alors considérable; elle est pâle, maigre et anémiée, sa face est immobile, sans expression. Au moment où la malade nous donne sur les antécédents de son affection les détails que nous venons de rapporter, elle est prise subitement d'un accès douloureux d'une acuité extrême qui disparaît brusquement après une durée de quinze secondes environ. Dès le début de cet accès, Mme F... a vivement porté sa main gauche au niveau de la région sous-orbitaire correspondante pour y exercer pendant toute sa durée une pression énergique. La malade nous raconte que c'est dans le but d'arrêter la crise ou d'en atténuer l'intensité qu'elle exerce cette pression.

Nous avons vu que, dans les débuts de la maladie, la douleur, sous forme de picotements et d'élancements, était localisée au niveau de la fosse canine; plus tard, en prenant tout à coup un caractère d'acuité extrême, elle gagna la tempe et la région préauriculaire. C'est au niveau de ces deux derniers points qu'elle est le plus marquée aujourd'hui.

La face ne présente à la vue, du côté malade, rien d'anormal; pas de cicatrice, ni de déformation quelconque. La palpation ne décèle rien non plus. Cependant, la pression du doigt est très douloureuse au niveau de la tempe et de la région préauriculaire, moins au niveau de la fosse canine.

A l'examen de la cavité buccale, nous constatons que toutes les dents sont en place, à l'exception de la canine supérieure gauche, absente, d'après les renseignements fournis par la malade, depuis un grand nombre d'années. La région cicatricielle alvéolaire correspondante est relativement peu enfoncée, grâce à la présence des deux dents qui la limitent. Il est bon de mentionner toutefois que l'une d'elles, l'incisive latérale, est à l'état de débris.

La pression de cette région, saisie entre le pouce et l'index, détermine à ce niveau une sensation de douleur sourde, sans toutefois donner naissance à un accès douloureux.

La série des phénomènes mentionnés ci-dessus, c'est-à-dire : les abcès multiples du bord alvéolaire, le siège primitif limité à la fosse canine des manifestations douloureuses du début, la sensation de douleur sourde déterminée par la pression du bord alvéolaire sur ce même point nous amènent à penser qu'il s'agit, dans le cas particulier, d'un tic douloureux de la face symptomatique d'une lésion de nature cicatricielle occupant la région de la dent absente.

Aussi, dans le but d'amener la destruction progressive de la lésion soupçonnée, nous pratiquons environ tous les deux jours sur ce point une série de douze cautérisations (du 15 septembre au 10 octobre 1892) au galvano-cautère, profondes, comprenant à la fois la muqueuse et le périoste du bord alvéolaire. Nous mettons par ce moyen entièrement à nu la portion osseuse comprise entre la première prémolaire et l'incisive latérale. Les dimensions de la partie d'os dénudé sont, pour chaque côté de l'arcade, de plus d'un centimètre en hauteur et en largeur.

Une amélioration notable s'observe à la fin du mois de septembre, à la suite des sept ou huit premières cautérisations. Puis le mieux s'accentue, et, à partir du 10 octobre, la malade rentre dans une période de calme complet jusqu'au 10 décembre 1892.

A cette époque, les douleurs réapparaissent peu à peu et acquièrent, vers le 20 du même mois, une grande intensité. Elles sont alors spontanées et fréquentes (une toutes les cinq minutes environ) et ne laissent à la malade aucun repos.

Ce retour de crises aiguës persiste jusqu'au 5 janvier 1893, époque à laquelle un séquestre osseux, présentant les dimensions d'une pièce de cinquante centimes, se détache spontanément de la partie vestibulaire du bord alvéolaire. A cette date nous enlevons, de notre côté, un second séquestre mobile, présentant des dimensions à peu près égales à celles du précédent, formant la paroi palatine du même bord. Enfin, nous pratiquons l'avulsion de la racine de l'incisive latérale, également mobile par suite de l'élimination des séquestres précédents.

A partir de ce moment, la malade a entièrement cessé de souffrir et les douleurs n'ont plus reparu depuis.

Du fait de l'élimination osseuse, que nous venons de signaler, il résulte que toute la portion du maxillaire supérieur, correspondant à la région de la canine et de l'incisive latérale du côté gauche, a complètement disparu.

Il existe donc, à ce niveau, une vaste perte de substance présentant la forme d'un V renversé, dont la pointe émoussée correspond au sommet des alvéoles de ces deux dents. L'ouverture du V est d'environ 1 centimètre et demi, sa hauteur de près de 2 centim., et au niveau de son sommet la distance qui sépare le fond du vestibule de la voûte palatine est de 1 centim. au moins.

Interprétation et conclusion de cette observation. — Cette observation, qui est la première de notre série, montre que c'est par l'emploi du feu que nous sommes parvenu à la guérison; mais que celle-ci, incomplète d'abord, ne s'est réalisée qu'après la chute ultérieure du segment osseux mis à nu par la destruction de la muqueuse et du périoste qui le recouvraient.

Observation II

Tic douloureux inférieur droit avec névralgie spasmodique du bord correspondant de la langue datant de quatre ans. Aucun traitement chirurgical antérieur. Destruction de la muqueuse et du périoste recouvrant la partie du bord alvéolaire correspondant à l'emplacement de la dent de sagesse inférieure droite par une série de treize cautérisations pratiquées dans le courant du mois d'octobre 1892. Cessation complète des douleurs pendant huit semaines. Retour de douleurs sourdes pendant douze jours. Le 13 janvier 1893, chute spontanée de la partie d'os dénudé. A partir de ce moment, disparition des douleurs. Guérison maintenue intacte depuis deux ans.

Mme Sas..., 84 ans, aurait présenté, vers l'âge de 70 ans, au fond de la bouche, dans la région correspondant à la dernière grosse molaire inférieure droite, des petits abcès de la gencive qui se seraient répétés un grand nombre de fois pendant une période de trois années environ. Ces abcès auraient cessé de se produire à la suite de l'extraction de cette dent et tout serait rentré dans l'ordre jusqu'à l'âge de 80 ans.

A cette époque, c'est-à-dire en 1888, la malade aurait commencé à éprouver, en ouvrant la bouche, une sensation douloureuse nettement localisée au niveau de la dent extraite sept ans auparavant. Cette sensation douloureuse aurait peu à peu augmenté d'intensité en même temps qu'elle gagnait le menton, le côté droit de la langue, le pharynx et l'oreille du même côté.

Les crises, présentant tous les caractères classiques du tic douloureux, sont provoquées par le plus léger contact de la main ou d'un corps étranger sur la joue, la lèvre inférieure, l'aile du nez du côté droit, par la parole, la mastication, la déglutition. Elles n'apparaissent point à l'état de repos, ni la nuit pendant le sommeil.

Ces crises ne sont pas permanentes, la malade ayant présenté à plusieurs reprises différentes des périodes de calme dont la durée était de quelques semaines ou de quelques mois.

C'est principalement dans les périodes du printemps et de l'automne que les crises sont le plus aiguës.

Le 6 octobre 1892, époque à laquelle nous voyons pour la première fois cette malade, nous la trouvons en proie à des crises très fréquentes, l'obligeant à garder la chambre et à se nourrir d'aliments liquides qu'elle ne prend qu'en petite quantité et avec la plus grande difficulté.

Après avoir établi les antécédents étiologiques, que nous avons rapportés plus haut, et constaté que la région de la dent de sagesse, indiquée par la malade elle-même comme étant le point de départ de sa névralgie, est douloureuse à la pression, nous proposons immédiatement la destruction par le feu de la muqueuse et du périoste du bord alvéolaire correspondant à cette région.

Une série de treize applications de feu est faite du 6 au 24 octobre 1892.

Pendant cette période de cautérisation, la malade accuse une modification dans la physionomie des douleurs; les crises ne se produisent plus pendant la journée, mais seulement le matin de 5 heures à 8 heures.

A partir du 24 octobre, une amélioration nouvelle se manifeste ; la malade cesse de souffrir à n'importe quelle heure de la journée; les crises ont entièrement disparu.

Cet état de calme parfait dure jusqu'au commencement de janvier 1893, c'est-à-dire deux mois environ.

A cette époque, quelques douleurs réapparaissent le matin. Des applications quotidiennes de feu semblent améliorer la situation.

Enfin, le 13 janvier, a lieu la chute d'un séquestre osseux et la malade cesse de souffrir.

Depuis cette date, les douleurs ne se sont plus reproduites. *La guérison se maintient donc intacte depuis deux ans.*

Observation III

Tic douloureux inférieur gauche datant de 1 an. Aucun traitement chirurgical antérieur. Destruction de la muqueuse et du périoste recouvrant la partie du bord alvéolaire correspondant à l'emplacement de la dent de sagesse inférieure gauche par une série de cinq applications de feu dans le courant du mois de décembre 1892. Au commencement de mars 1893, chute spontanée de la partie d'os dénudé. Disparition des douleurs. Guérison maintenue depuis vingt-trois mois.

M. R..., 63 ans, rhumatisant et herpétique, aurait présenté, depuis quelques années, un déchaussement et un ébranlement progressif des deux dernières molaires inférieures gauches. Cet état aurait abouti, il y a dix-huit mois, à la chute spontanée de la deuxième grosse molaire, et, trois mois plus tard, à la perte de la dent de sagesse, que le malade a enlevée lui-même en exerçant sur elle une légère traction avec les doigts.

Malgré cette avulsion, la région alvéolaire, correspondant à l'emplacement des dents disparues, serait restée douloureuse, et, quelques semaines plus tard, une névralgie, ayant tous les caractères du tic douloureux, se serait déclarée au niveau de cette région et aurait peu à peu envahi la lèvre inférieure et l'oreille du côté gauche.

Le malade vient nous consulter dans le courant du mois de décembre 1892.

A l'inspection de la bouche, nous constatons l'absence des deux dernières molaires inférieures gauches. La pression du doigt au niveau de l'emplacement de ces deux dents et plus particulièrement de la dent de sagesse est douloureuse et provoque l'apparition d'un accès caractéristique de tic douloureux.

Une série de cinq applications de feu au galvano-cautère, pratiquées du 13 au 30 décembre 1892, amène la destruction complète de la muqueuse et du périoste recouvrant la région alvéolaire correspondant aux deux dents absentes.

Dans les premiers jours du mois de mars 1893, la chute spontanée de la partie d'os mis à nu a été suivie de la cessation complète des crises névralgiques.

La guérison se maintient intacte depuis cette époque, c'est-à-dire depuis vingt-trois mois.

Observation IV

Tic douloureux inférieur droit et névralgie spasmodique du côté correspondant de la langue datant de douze ans. — Opérations antérieures. *1° Octobre 1889. Résection par l'intérieur de la bouche du nerf lingual droit et du nerf maxillaire inférieur du même côté avant son entrée dans le canal dentaire, par* M. Bouilly. *Récidive de la névralgie faciale au bout de trois mois. Persistance de la guérison de la névralgie linguale. — 2° Novembre 1891. Résection du nerf maxillaire inférieur droit par le procédé de Beau, par* M. Bouilly. *Récidive au bout de dix mois. — 3° Janvier 1893. Destruction par le feu de la muqueuse et du périoste recouvrant la partie du bord alvéolaire correspondant à l'emplacement de la dent de sagesse inférieure droite. Élimination spontanée de la région osseuse dénudée, le 15 mars 1893. Guérison maintenue intacte depuis vingt-trois mois.*

Mme G..., 62 ans, aurait présenté, entre 16 et 18 ans, des accidents et des douleurs qui paraissaient avoir pour siège le voisinage de la dent de sagesse inférieure droite. Cette dent aurait été extraite vers l'âge de 18 ans.

A l'âge de 50 ans, un accès douloureux de la face éclate brusquement un jour au moment où la malade ouvre la bouche pour parler.

La douleur, à forme spasmodique, partait du fond de la bouche, d'un point paraissant correspondre à l'emplacement de la dent de sagesse inférieure droite. De là elles s'irradient de divers côtés : en arrière, dans la région de l'oreille ; en avant, le long du bord droit de la langue et au niveau du menton.

Les crises, présentant tous les caractères du tic douloureux de la face le mieux établi, sont provoquées par le plus léger contact de la main ou d'un corps étranger sur la joue, la lèvre inférieure, le menton du côté droit, par la parole, la mastication, la déglutition. Pas de douleurs spontanées. Au moment des périodes aiguës, qui se produisent de préférence au printemps et en automne, la malade s'isole dans sa chambre et reste dans l'immobilité la plus complète.

Mme G... aurait été soignée, en 1885, par M. Brown-Séquard, qui aurait fait plusieurs applications de pointes de feu très superficielles sur la joue, la gencive et la langue. Cette intervention n'aurait d'ailleurs donné aucun résultat.

En 1889, M. Bouilly aurait pratiqué chez cette malade la résection du nerf lingual et la section du nerf maxillaire inférieur avant son entrée dans le canal dentaire.

A la suite de cette intervention, Mme G.... eut une période de calme qui dura trois mois environ ; puis il y eut récidive, avec cette différence que les douleurs persistèrent au niveau du menton et de l'oreille, tandis que le côté droit de la langue fut dégagé.

En novembre 1891, M. Bouilly, consulté de nouveau, pratiqua la résection du nerf dentaire inférieur droit par le procédé de Beau.

A la suite de cette seconde opération, la malade fut calmée d'une façon complète pendant près de dix mois ; puis il y eut récidive.

Le 10 janvier 1893, nous voyons Mme G... pour la première fois. Il y a en ce moment plus de trois mois que sa maladie a récidivé ; elle traverse même actuellement une période aiguë des plus violentes. Elle ne peut remuer la langue sans éprouver de fortes crises et elle nous signale sur le bord alvéolaire un point d'une sensibilité extrême. Ce point correspond exactement à l'emplacement de la dent de sagesse.

Cette détermination nous permet de rattacher à cette région même le point de départ des accès. Notre diagnostic est formel ; ce tic douloureux a pour origine la cicatrice alvéolaire de la dent de sagesse.

Une première application de galvano-cautère nous permet de détruire la muqueuse et le périoste sus-jacent au niveau de la région indiquée.

Dès le jour même, la malade déclare se trouver soulagée.

Nous continuons les applications tous les jours dans le but d'amener la destruction de toute la hauteur du bord alvéolaire de la partie qui comprend l'alvéole de la dent de sagesse.

Quinze cautérisations sont ainsi faites, sans que les crises, disparues les premiers jours, se reproduisent.

Au commencement du mois de mars 1893, Mme G... ressent quelques douleurs sourdes dans la mâchoire inférieure.

Ces douleurs vont en augmentant d'intensité jusqu'au 15 du même mois, époque à laquelle elles disparaissent brusquement à la suite de l'élimination spontanée de la partie d'os mise à nu par nos cautérisations antérieures.

A partir de cette date, Mme G... n'a plus présenté une seule crise de tic douloureux, de telle sorte que sa guérison se maintient intacte depuis vingt-trois mois.

Cette observation est particulièrement intéressante, en ce sens que c'est après des insuccès opératoires multiples, que la guérison a été obtenue par le même procédé que celui auquel nous avons eu recours pour les malades qui font l'objet des trois observations précédentes.

Observation V

Tic douloureux inférieur droit datant de deux ans. Aucun traitement chirurgical antérieur. — Destruction par le feu de la muqueuse et du périoste recouvrant la partie du bord alvéolaire correspondant à l'emplacement des prémolaires inférieures droites en mars 1893. — Chute spontanée de la région osseuse dénudée le 12 juillet 1893. — Guérison.

Mme P..., 38 ans, a souffert, vers l'âge de 30 ans, de douleurs dentaires, ayant pour siège la région des prémolaires inférieures droites. Ces dents auraient été extraites vers l'âge de 34 ou 35 ans.

Il y a deux ans, Mme P... fut prise tout à coup, sans cause appréciable, d'une douleur fulgurante ayant pour siège la mâchoire inférieure du côté droit.

La douleur, localisée dans les premiers temps, au niveau du

menton, aurait plus tard gagné l'oreille droite, le maxillaire supérieur et la tempe du même côté. Aussi, après avoir fait extraire toutes les dents inférieures droites, la malade fit-elle également procéder à l'ablation de toutes les dents correspondantes supérieures. Ces opérations n'amenèrent d'ailleurs aucun soulagement à ses souffrances.

Les crises, présentant tous les caractères du tic douloureux, étaient réveillées par le plus léger contact de la main ou d'un corps étranger sur la joue ou la lèvre inférieure, par la parole, la mastication, la déglutition.

La malade, qui nous est adressée par notre excellent confrère, M. le Dr Pflimlin, vint à notre consultation dans le courant de mars 1893.

Nous constatons, à l'inspection de la bouche, l'absence de toutes les molaires du côté droit. La pression du bord alvéolaire, saisi entre le pouce et l'index, détermine au niveau de la région des prémolaires inférieures droites une sensation douloureuse qui n'existe pas sur les autres points.

Une série de huit applications biquotidiennes de galvanocautère amène la destruction complète de la muqueuse et du périoste recouvrant la région osseuse indiquée.

L'élimination de cette partie d'os dénudé s'opère le 12 juillet 1893. A partir de ce moment la malade a entièrement cessé de souffrir.

Revue en décembre 1894, Mme P... nous déclare que sa guérison se maintient intacte, sans aucune restriction.

Observation VI

Tic douloureux supérieur gauche datant de six mois. Aucun traitement chirurgical antérieur. — Mai 1893. Destruction de la muqueuse et du périoste de la partie du bord alvéolaire correspondant à l'emplacement de la première grosse molaire supérieure gauche par une série de six applications de galvano-cautère. — 28 juin 1893. Résection de la partie osseuse dénudée. Guérison maintenue intacte depuis dix-huit mois.

Mme C..., 53 ans, concierge, rue Piat, a subi, il y a plusieurs années, en haut et à gauche, l'extraction de deux grosses molaires.

Vers la fin du mois d'octobre 1892, Mme C... a été prise de

sensations douloureuses d'abord légères, puis s'accentuant peu à peu, occupant la région des dents absentes et s'étendant de là en arrière jusqu'à la région préauriculaire gauche.

Les douleurs ont la forme intermittente : elles sont réveillées par le contact de la main ou d'un corps étranger sur la joue gauche ou de la langue sur la gencive supérieure du même côté, par l'action de parler ou de mastiquer ; elles apparaissent brusquement et disparaissent de même après une durée de quelques secondes. Il n'y a pas de douleurs à l'état de repos ni la nuit pendant le sommeil.

La malade vient à notre consultation au commencement du mois de mai 1893.

A l'inspection de la bouche, nous constatons l'absence de la première et de la seconde grosse molaire supérieures du côté gauche. La pression exercée par le doigt à ce niveau est douloureuse et détermine la production d'un accès caractéristique de tic douloureux. La région correspondant à l'emplacement de la première grosse molaire est plus particulièrement sensible à l'exploration et c'est elle qui, au dire de la malade, serait le point de départ constant des crises névralgiques.

Dans ces conditions, nous détruisons par une série de six applications de galvano-cautère la muqueuse et le périoste recouvrant la partie du bord alvéolaire correspondant à l'emplacement de cette dent.

A la suite de ces cautérisations, c'est-à-dire à partir du 14 mai 1893, la malade cesse entièrement de souffrir.

Toutefois, à la fin de juillet de la même année, des douleurs sourdes étant survenues dans la région cautérisée, nous procédons, le 28 de ce mois, à la résection de la partie osseuse dénudée, suivie de la rugination de la plaie.

A partir de ce moment, les crises n'ont pas reparu et la guérison se maintient depuis dix-huit mois.

Observation VII

Tic douloureux supérieur droit datant de neuf ans et tic douloureux inférieur droit datant de deux ans. Aucun traitement chirurgical antérieur. — 24 mai 1893. Résection extemporanée de partie du bord alvéolaire correspondant à l'emplacement de la deuxième prémolaire supérieure droite. Guérison du tic douloureux supérieur. Persistance du tic douloureux inférieur.

Mme C..., 45 ans, aurait présenté, à l'âge de 18 ans, une série de petits abcès de la gencive au niveau de la région alvéolaire correspondant à la deuxième prémolaire supérieure droite. Ces accidents auraient cessé de se produire à l'âge de 20 ans, à la suite de l'extraction de cette dent.

A l'âge de 37 ans, Mme C... aurait commencé à éprouver au niveau de la fosse canine une sensation de picotements qui se reproduisait à chaque contact de la main ou d'un corps étranger sur la lèvre supérieure ou l'aile du nez du côté droit.

Ces picotements, d'abord peu violents, auraient peu à peu augmenté d'intensité pour faire place, au bout de quelques semaines, à des douleurs véritables.

Ces dernières, présentant tous les caractères classiques du tic douloureux, s'irradiaient de la fosse canine à la tempe et à la région préauriculaire. Elles ne se montraient dans les premières années que sous l'influence d'une cause provocatrice : contact de la main ou d'un corps étranger sur la lèvre supérieure, l'aile du nez du côté droit, parole, mastication, déglutition. Plus tard, c'est-à-dire cinq ou six années après le début de l'affection, elles apparurent spontanément, le jour ou la nuit indistinctement, et sans cause appréciable. Toutefois les crises n'étaient point permanentes, la malade présentant fréquemment des périodes de calme d'un ou de plusieurs mois.

Il y a deux ou trois ans, à la suite de l'extraction de la deuxième prémolaire inférieure droite, dont la couronne, d'après les renseignements fournis par la malade, se serait détruite, des douleurs de même nature que les précédentes auraient affecté le bord droit de la langue et la mâchoire inférieure. Ces douleurs du bas paraissaient avoir leur point de départ au niveau de la région alvéolaire de la dent absente.

Depuis cette époque, Mme C... est donc atteinte du côté droit de la face d'un double tic douloureux, dont un, datant de neuf ans, a pour foyer d'origine la région alvéolaire de la deuxième prémolaire supérieure, et dont le second, datant de deux ou trois ans, a pour cause une lésion alvéolaire correspondant à l'emplacement de la deuxième prémolaire inférieure.

Vers le 15 avril 1893, Mme C... rentre dans le service de M. Charcot, à la Salpêtrière.

Les douleurs sont très fréquentes, une toutes les 10 minutes environ, et apparaissent d'une façon toute spontanée, la nuit comme le jour, de telle sorte qu'elles enlèvent à la malade tout repos. Peu marquées à la mâchoire inférieure et à la langue, elles atteignent leur maximum d'intensité à la tempe et à la joue. Aussi la malade frictionne-t-elle énergiquement de sa main droite la région de la joue à chaque crise, dans le but de la faire disparaître ou tout au moins d'en atténuer la violence.

Une médication opiacée (jusqu'à 0,50 centigrammes d'extrait thébaïque par jour), suivie pendant six semaines, n'amène aucun soulagement.

Le 24 mai 1893, Mme C... vient à notre consultation.

Nous constatons l'absence des dents signalées. L'arcade alvéolaire, saisie entre le pouce et l'index, est douloureuse au niveau de ces régions, mais plus particulièrement en haut, où la pression de la région cicatricielle par les doigts explorateurs détermine un accès de tic douloureux.

Considérant que les douleurs sont beaucoup plus violentes en haut où l'affection est également beaucoup plus ancienne, nous proposons d'intervenir d'abord de ce côté, et nous pratiquons le jour même, avec le concours de M. le Dr Pflimlin, la résection extemporanée de la région cicatricielle alvéolaire correspondant à l'emplacement de la deuxième prémolaire supérieure droite.

Après notre intervention, la malade se trouve immédiatement soulagée.

Elle présente encore, dans les huit premiers jours qui suivent l'opération, quelques crises surtout le soir, mais bien moins violentes et ne l'amenant plus à frictionner sa joue. Enfin les douleurs sont surtout accusées à la mâchoire inférieure et à la langue. De plus, elles apparaissent le plus souvent sous l'influence d'une cause provocatrice, de telle sorte que la malade ne souffre plus à l'état de repos ; ses nuits sont excellentes.

La diminution du nombre des crises aboutit, au bout de 15 jours, à un calme complet ; la malade cesse à ce moment de souffrir du bas ainsi que du haut.

Dans la deuxième quinzaine de juin, Mme C... se rend dans le service de M. Charcot. Celui-ci constate, à cette époque, la complète disparition des crises douloureuses.

Le tic douloureux supérieur n'a point reparu, tandis que la névralgie spasmodique inférieure persiste, d'une façon intermittente et à un très faible degré.

En effet, depuis l'époque de notre intervention, Mme C... présente tous les mois, au moment de ses règles, pendant une période de trois ou quatre jours, des accès douloureux occupant la mâchoire inférieure et le plancher de la bouche du côté droit. Ces douleurs sont spontanées et ne se montrent guère que le soir de 6 à 10 heures.

En dehors de l'époque de ses règles, Mme C... ne souffre pas et son état général est excellent.

En résumé, Mme C... est, à notre avis, guérie de son tic douloureux supérieur, et *cette guérison persiste depuis dix-huit mois.*

Observation VIII

Tic douloureux supérieur droit datant de quinze ans. Aucun traitement chirurgical antérieur. Résection extemporanée de la région alvéolaire correspondant à l'emplacement de la première prémolaire supérieure droite, le 25 juin 1893. Guérison immédiate, maintenue intacte depuis dix-neuf mois.

M. V. H..., 63 ans, a présenté, vers l'âge de 35 à 40 ans, des douleurs siégeant du côté droit de la face, en haut, dans la région des prémolaires. Ces dents, profondément cariées, ont été extraites vers cet âge.

Huit ans plus tard, M. V. H... est pris subitement de crises névralgiques violentes ayant, d'après les renseignements recueillis, tous les caractères d'un tic douloureux. Les douleurs ont pour point de départ la joue droite au voisinage de l'aile du nez et s'étendent de là à la région sus-orbitaire et à la tempe. Les crises toutefois ne sont pas permanentes, car il se produit fréquemment des périodes de calme qui durent même plusieurs mois.

Depuis trois ans, M. V. H... constate que ses crises sont devenues beaucoup plus fréquentes et beaucoup plus violentes. Il n'y a plus de périodes de calme absolu. Enfin, depuis le mois d'octobre 1892, les accès ont pris une plus grande acuité et sont devenus de plus en plus fréquents, si bien que le malade s'est résigné depuis six semaines à garder le lit.

Nous voyons M. V. H... pour la première fois le 19 juin 1893. Il est dans un état de déchéance très avancé; sa maigreur est extrême. Il s'immobilise volontairement afin d'éviter toute provocation douloureuse. A peine consent-il à prendre, pour toute nourriture, quelque peu de lait qui le soutient difficilement. Ne consentant pas à se déplacer de son lit, des eschares des fesses se sont déjà produites. Dans ces conditions, la situation est tout à fait critique.

L'inspection de la bouche montre que toutes les molaires supérieures droites manquent absolument et que le bord alvéolaire est entièrement libre à partir de la canine. A l'exploration par le doigt, on reconnaît que cette région privée de dents est douloureuse au niveau de l'emplacement de la première prémolaire. Aucune sensation douloureuse ne s'observe sur les autres points.

Nous proposons au malade d'intervenir directement par l'ablation du bord alvéolaire dans la région que nous supposons être le point de départ du mal, c'est-à-dire la région de la première prémolaire supérieure droite. Le malade manifeste de grandes hésitations à se soumettre à notre proposition. Ce que voyant, nous avons recours à l'application du feu dans le but unique d'amener ultérieurement le malade à se laisser opérer.

En effet, nous pratiquons quatre applications quotidiennes de galvano-cautère qui amènent la destruction de la muqueuse et du périoste dans la région indiquée. Dès la dernière de ces applications, le malade se déclare déjà soulagé et demande lui-même de procéder à l'opération proposée d'abord. Elle a lieu le 25 juin 1893, suivant la méthode que nous avons décrite.

Dès le lendemain, 26 juin, le malade n'a plus aucune crise douloureuse, ni spontanée, ni provoquée. La plaie se cicatrice régulièrement. Au commencement du mois d'août, M. V. H..., qui n'a plus rien ressenti de son tic douloureux, quitte Paris dans le meilleur état possible. Il a repris de l'appétit, de l'embonpoint, du sommeil; son état est parfait.

A partir de cette date, M. V. H... est donc entièrement débarrassé de son tic douloureux; *la guérison remonte à dix-neuf mois.*

Observation IX

Tic douloureux double datant de treize ans. Aucun traitement chirurgical antérieur. Malade adressé par M. Charcot, *traité le 6 juillet 1893 par la résection extemporanée de la partie du bord alvéolaire correspondant à l'emplacement de la première grosse molaire inférieure gauche. Guérison immédiate de la maladie du côté opéré, maintenue depuis dix-huit mois.*

M. B..., 29 ans, aurait subi, vers l'âge de 12 à 14 ans, à la suite de douleurs dentaires, l'avulsion de la première grosse molaire inférieure gauche et de la première prémolaire inférieure droite.

A l'âge de 17 ans, M. B... aurait été pris, sans cause déterminante appréciable, d'une douleur violente et subite, ayant pour siège la région maxillaire inférieure gauche correspondant à l'emplacement de la dent extraite. Cet accès douloureux, dont la durée fut d'ailleurs fort courte, apparut subitement pour disparaître de même après quelques secondes de durée

A partir de ce moment, les crises douloureuses se montrèrent plusieurs fois par jour, soit sous l'influence d'un contact de la main ou d'un corps étranger sur la lèvre ou sur la joue, soit même, mais plus rarement, d'une façon toute spontanée.

Six mois après l'apparition du côté gauche de la face de ces crises douloureuses, des manifestations de même nature auraient également gagné le côté droit ; toutefois le côté gauche serait toujours resté le plus douloureusement affecté.

Les douleurs sont plus marquées à certaines époques de l'année. C'est ainsi que l'affection prend au printemps et en automne un caractère des plus violents. Pendant cette période de crises aiguës, dont la durée, très variable, est de quinze jours, un mois, ou même deux et trois mois, les accès sont réveillés par le plus léger contact de la main ou d'un corps étranger sur la face, par l'action de parler, de boire, de manger ou d'avaler. Ils apparaissent en outre spontanément 10 ou 15 fois par vingt-quatre heures et plus particulièrement la nuit, de telle sorte qu'ils enlèvent au malade tout repos.

Le 5 juillet 1893, M. B.... nous est adressé par M. le professeur Charcot qu'il est allé consulter à la Salpêtrière.

A cette date, le malade traversait une période de crises aiguës dont le début remontait à plus de deux mois.

Les crises occupent les deux côtés de la face ; mais, un point digne de remarque, c'est que les douleurs, qui paraissent avoir pour cause une lésion cicatricielle inférieure, s'irradient cependant avec une grand intensité, en haut de la face, au niveau des régions malaires, temporales et orbitaires.

Sur ces différents points, la pression du doigt est douloureuse, cela plus particulièrement du côté gauche et au niveau des dents absentes.

Dans tous les cas, les douleurs présentent tous les caractères classiques du tic douloureux de la face le mieux confirmé, caractères qui se retrouvent, avec les différences signalées plus haut, aux deux côtés de la face.

Dans ces conditions, nous proposons de commencer le traitement par le côté gauche, et, dans ce but, nous procédons à la résection de la région cicatricielle alvéolaire, opération qui est pratiquée le 6 juillet 1893 par le procédé des sections décrit d'autre part.

Nous avons dû, pour faire cette opération, enlever préalablement les deux dents qui limitaient en avant et en arrière la région à enlever.

L'opération totale est faite en une seule séance.

Dès le jour même, le malade se déclare entièrement soulagé du côté opéré. Il présente toutefois, pendant les trois ou quatre premiers jours qui suivent notre intervention, quelques douleurs, mais entièrement dépourvues du caractère intermittent et spasmodique qu'elles avaient avant.

Au bout de six semaines, la cicatrisation de la plaie opératoire est complète. Le malade ne souffre plus du côté gauche. En outre, les douleurs du côté droit paraissent très supportables et ne se montrent qu'à intervalles très éloignées, de sorte que le malade ajourne à une époque ultérieure l'opération nécessaire à cet égard.

Revu en février 1895, le malade est resté guéri.

Observation X

Tic douloureux supérieur droit datant de douze ans. Résection extemporanée de la région alvéolaire correspondant à l'emplacement de la première prémolaire supérieure droite le 4 septembre 1893 à la Salpêtrière dans le service de Charcot. — Guérison maintenue intacte depuis dix-sept mois.

Mme X..., 69 ans, aurait présenté, il y a treize ou quatorze ans, au niveau de la région alvéolaire des prémolaires supérieures droites, des manifestations douloureuses sur la nature desquelles la malade ne peut nous donner des explications précises.

Quoi qu'il en soit, le praticien, consulté à cette époque pour les accidents dont cette région était le siège, aurait pratiqué l'extraction de la première prémolaire supérieure droite. A la suite de cette avulsion la malade aurait entièrement cessé de souffrir.

Après une année de calme complet, Mme X... aurait commencé à éprouver à la lèvre supérieure du côté droit une sensation douloureuse très vive, comparable à un éclair, apparaissant sous l'influence du plus léger frôlement de la lèvre supérieure droite par la main ou par un corps étranger.

Plus tard les douleurs augmentèrent d'intensité et s'étendirent jusqu'à la tempe et à la région préauriculaire. Le plus léger contact de la main ou d'un corps étranger sur la face, la parole, la mastication, la déglutition leur donnaient naissance. Elles apparaissaient et disparaissaient brusquement, présentant ainsi tous les caractères du tic douloureux.

Dans les premiers temps de l'affection, les crises ne se montraient jamais à l'état de repos ni la nuit pendant le sommeil. Mais depuis quelques années, elles sont devenues spontanées et tellement vives que, pendant les périodes aiguës, elles enlèvent à la malade tout repos.

Vers la fin du mois d'août 1883, Mme X... entre dans le service de Charcot à la Salpêtrière.

Les douleurs sont spontanées et apparaiscent tous les cinq ou dix minutes, nuit et jour.

Nous voyons la malade le 3 septembre 1893 pour la première fois. Nous constatons l'absence de la première prémolaire supérieure droite. L'exploration de la région alvéolaire est douloureuse à ce niveau et détermine l'apparition d'un accès caractéristique de tic douloureux.

Le 4 septembre 1893, nous pratiquons, avec l'assistance de M. Duthil, chef de clinique du service, la résection extemporanée de la région soupçonnée.

Les crises, dont le nombre s'élevait à 10 ou 12 par heure avant notre intervention, tombent à sa suite à 4 ou 5 seulement par vingt-quatre heures. Toutefois la malade déclare que ces crises présentent les mêmes caractères et la même intensité qu'avant l'opération. Nous attribuons cette particularité à la résection incomplète du bord alvéolaire. Aussi, après quelques cautérisations, nous enlevons de nouvelles parcelles osseuses.

Dix-huit jours après notre première intervention la malade a entièrement cessé de souffrir.

Le 5 octobre 1893, c'est-à-dire un mois après l'opération, la malade sort du service complètement débarrassée de son tic douloureux.

La malade est revue le 18 décembre 1894, sa guérison se maintient intacte, sans aucune restriction.

Observation XI

Tic douloureux supérieur droit datant de dix ans. Aucun traitement chirurgical antérieur. Ablation extemporanée de la partie du bord alvéolaire correspondant à l'emplacement de la canine et de la première prémolaire supérieures droites, le 29 septembre 1893. Guérison.

Le général M..., 70 ans, a fréquemment souffert de douleurs dentaires; mais il ne peut nous donner des renseignements précis sur la nature de ces accidents, causes de ces douleurs.

Il y a dix ans, le général M... a été pris tout à coup, sans cause occasionnelle appppréciable, d'une douleur violente et subite occupant la mâchoire supérieure du côté droit.

A partir de ce moment, les douleurs, qui présentent tous les caractères classiques du tic douloureux, sont réveillées par le plus léger contact de la main ou d'un corps étranger sur la lèvre supérieure, sur la joue ou sur l'aile du nez du côté droit, par l'action de parler, de mastiquer ou de déglutir. Toutefois elles ne sont pas permanentes, le malade ayant souvent présenté, au moment de la bonne saison, des périodes de calme d'un ou de plusieurs mois.

Le 15 septembre 1893, le général M... vient à notre consultation.

Nous constatons l'absence de toutes les dents supérieures, la plupart de celles-ci ayant été extraites avant le début de l'affection actuelle.

L'exploration du bord alvéolaire, saisi entre le pouce et l'index, détermine, au niveau de la région de la canine et des prémolaires supérieures du côté droit, une sensation douloureuse et l'apparition d'un accès de névralgie spasmodique.

Nous proposons d'intervenir directement sur ce point par la résection extemporanée du bord alvéolaire.

Mais le malade, redoutant l'opération, nous avons d'abord recours à des applications, tous les deux jours, de galvanocautère.

Un soulagement considérable étant survenu à la suite des cinq premières cautérisations, le général M... nous laisse procéder à la résection de la partie osseuse dénudée.

Cette opération, pratiquée le 29 septembre 1893, comprend

la partie du bord alvéolaire correspondant à l'emplacement de la première prémolaire et de la canine supérieures droites.

Immédiatement après cette intervention, le général M... se trouve déjà soulagé. Les jours suivants, les crises ne réapparaissent pas. La plaie marche régulièrement vers la cicatrisation qui est complète au bout de six semaines.

Le général M... part alors pour Nice complètement débarrassé de ses crises névralgiques. Toutefois il conserve au niveau de la partie opérée une sensation douloureuse qu'il compare à une douleur dentaire.

Quelques applications de feu au niveau de la région opérée, pratiquées dans le courant du mois d'avril 1894, produisent un soulagement complet.

Observation XII

Tic douloureux supérieur gauche datant de trente ans. Aucun traitement chirurgical antérieur. Résection extemporanée de la région alvéolaire correspondant à l'emplacement de la première prémolaire supérieure gauche, le 15 octobre 1893. Guérison immédiate maintenue intacte depuis seize mois.

Mme M..., 65 ans, souffre, depuis plus de trente ans, du côté gauche de la face et en haut, de douleurs violentes qui, sous l'influence d'une cause provocatrice banale, un contact de la main ou d'un corps étranger sur la joue, la lèvre supérieure ou l'aile du nez du côté gauche, la parole, la mastication, la déglutition, apparaissent subitement et disparaissent de même après quelques secondes de durée.

Toutefois les douleurs, qui présentent tous les caractères classiques du tic douloureux, ne sont pas permanentes, la malade ayant fréquemment eu, surtout pendant la bonne saison, des périodes de calme relatif pendant un ou plusieurs mois.

Au moment des périodes aiguës, Mme M... s'immobilise volontairement et s'isole dans sa chambre.

Le 25 octobre 1893, époque à laquelle nous voyons cette dame pour la première fois, nous constatons, à l'inspection de la bouche, en haut et à gauche, l'absence de la première prémolaire. La malade ne peut nous donner aucun renseignement relatif à l'histoire de cette dent et à l'époque de son extraction. Quoi qu'il en soit, la région alvéolaire correspondante est douloureuse à la pression.

Nous proposons la résection immédiate de cette région et nous la pratiquons séance tenante.

Aussitôt après l'opération, la malade se déclare déjà soulagée.

Depuis l'opération, aucune crise de tic douloureux n'a reparu. *La guérison se maintient entière depuis seize mois.*

Observation XIII

Tic douloureux supérieur et inférieur du côté gauche datant de dix ans. — TROIS OPÉRATIONS ANTÉRIEURES : 1° 12 *novembre* 1891. *Résection du nerf maxillaire supérieur gauche dans la fosse ptérygo-maxillaire par* M. SECOND. *Récidive au bout de dix mois* ; 2° 1er *décembre* 1892. *Résection du nerf maxillaire inférieur gauche (procédé de Beau) par* M. SECOND. *Récidive au bout de trois mois ;* 3° 15 *janvier* 1894. *Résection du nerf mentonnier gauche par* M. SECOND ; *pas de résultat. Résection de la partie du bord alvéolaire correspondant à la canine et à la première prémolaire supérieure gauche le* 7 *avril* 1894. *Guérison immédiate maintenue intacte depuis plus de dix mois.*

Mme C..., 48 ans, aurait commencé à éprouver, vers l'âge de 30 ans, des douleurs sourdes, accompagnées de sensations d'agacement de la gencive dans la région du bord alvéolaire comprise entre la canine et la première prémolaire supérieures du côté gauche. Ces phénomènes se produisaient à intervalles variables, deux ou trois fois par jour, quelquefois sans cause appréciable, mais le plus souvent sous l'influence de la pénétration au moment des repas, de parcelles alimentaires entre les deux dents désignées. Au dire de la malade, cet endroit de la gencive saignait très facilement, et la production de cette petite hémorrhagie amenait généralement un soulagement ; aussi Mme C... la provoquait-elle fréquemment elle-même par l'introduction profonde et souvent répétée d'un cure-dent dans l'espace interdentaire affecté.

Ces accidents persistèrent, d'après les souvenirs de la malade, pendant deux ou trois années environ ; puis ils disparurent peu à peu insensiblement.

Vers l'âge de 38 ans, c'est-à-dire cinq ou six ans après la cessation des accidents que nous venons de décrire, Mme C... avait été prise, dans le cours d'un coryza aigu, au moment où elle se mouchait, d'une crise douloureuse très violente occupant la joue gauche près de l'aile du nez et s'irradiant de là à la tempe et à la région sus-orbitaire. Cette crise, apparue subitement, disparut avec la même brusquerie après quelques secondes de durée.

Les crises névralgiques, localisées dans les premiers mois de l'affection aux points que nous venons d'indiquer, gagnèrent plus tard les différentes branches du trijumeau, de telle sorte qu'une année après le début de la maladie tout le côté gauche de la face se trouvait envahi.

Les douleurs, présentant tous les caractères classiques du tic douloureux, apparaissaient sous l'influence du plus léger contact de la main ou d'un corps étranger sur la face du côté gauche, par l'action de boire, de manger ou d'avaler. Elles ne se montraient point à l'état de repos, ni la nuit pendant le sommeil.

En 1891, Mme C... entre dans le service de M. Second, chirurgien des hôpitaux, qui fit, le 12 novembre de la même année, la résection du nerf maxillaire supérieur gauche dans la fosse ptérygo-maxillaire.

Cette opération amena un soulagement immédiat et complet.

Mais dix mois plus tard il y eut récidive partielle; en effet, les douleurs réapparurent seulement dans la région innervée par le nerf maxillaire inférieur gauche.

Dans ces conditions, la malade était de nouveau entrée dans le service de M. Second; celui-ci pratiqua, le 1er décembre 1892, la résection du nerf maxillaire inférieur gauche par le procédé de Beau.

Cette seconde intervention fut également suivie d'une période de calme, mais de trois mois de durée seulement.

La névralgie faciale affecta de nouveau tout le côté gauche de la face; mais avec cette différence que les douleurs, sourdes et vagues dans la région maxillaire supérieure, présentaient leur maximum d'intensité à la mâchoire inférieure et plus particulièrement au niveau du menton.

La malade rentra pour la troisième fois dans le service de M. Segond, qui pratiqua, le 15 janvier 1894, la résection du nerf mentonnier gauche.

Cette opération n'amena aucun changement dans l'état de Mme C...

Au mois d'avril 1894, la malade nous est adressée par M. Frey, interne des hôpitaux.

Après avoir recueilli de Mme C... les renseignements donnés plus haut, nous constatons, à l'inspection de la bouche la présence de 32 dents définitives, saines et régulièrement rangées.

La pression de l'arcade alvéolaire détermine au niveau de la fosse canine gauche une sensation douloureuse qui n'existe pas au même degré sur les autres points et l'apparition d'une crise douloureuse.

Nous diagnostiquons: tic douloureux ayant pour point de départ une lésion cicatricielle du bord alvéolaire ayant son siège dans la région inter-alvéolaire séparant la canine de la première prémolaire supérieure gauche.

Nous proposons à la malade la résection de cette région et des deux dents qui les limitent.

Cette opération est pratiquée le 7 avril 1894, avec l'assistance de M. Frey.

Le résultat fut rapide ; la malade cessa de souffrir du bas comme du haut, et la *guérison se maintient depuis dix mois.*

Observation XIV

Tic douloureux supérieur droit datant de trois ans. Aucun traitement chirurgical antérieur. Résection partielle du bord alvéolaire par une trépanation directe au niveau de la fosse canine. Amélioration immédiate. Quelques jours après, agrandissement par rugination de la perforation osseuse. Cessation immédiate des crises. Guérison maintenue intacte depuis huit mois.

Mme L..., 60 ans, a fréquemment souffert de névralgies dentaires. Plusieurs dents ont été enlevées à des époques variables ; mais la malade ne peut préciser la date de ces extractions.

Il y a trois ans, Mme L... aurait été prise un soir, à la suite d'un contact de la main sur la lèvre, d'une crise douloureuse occupant le milieu de la joue droite pour s'étendre de là à la tempe et à la région préauriculaire du même côté. Cette crise, apparue subitement, disparut avec la même brusquerie après quelques secondes de durée. La nuit se passa sans douleurs ; mais le lendemain de nouvelles crises, semblables à celle de la veille, se produisirent à cinq ou six reprises différentes.

A partir de ce moment, Mme L... n'a cessé de souffrir de sa névralgie, et les crises ont avec le temps augmenté d'intensité et de fréquence. En effet, dans les premiers temps, elles étaient uniquement *provoquées :* un contact sur la joue, les lèvres, les ailes du nez, l'action de parler, de boire, de manger ou d'avaler leur donnaient naissance ; mais elles n'apparaissaient pas à l'état de repos, ni la nuit pendant le sommeil. Depuis quelques mois, il existe, au contraire, en dehors des crises provoquées, des accès douloureux d'une grande intensité apparaissant jour et nuit et se répétant toutes les dix minutes ou tous les quarts d'heure.

C'est dans cet état que Mme L... se rend, le 27 mai 1894, à la consultation de la Salpêtrière, d'où M. Duthil, chef de clinique, après examen, nous adresse la malade.

Nous voyons celle-ci pour la première fois le 28 mai 1894.

Après avoir recueilli les renseignements donnés plus haut et reconnu, à la nature des accès douloureux dont nous sommes témoin, que nous nous trouvons en face d'un tic douloureux nettement caractérisé, nous pratiquons l'examen de la cavité buccale.

A l'inspection, on remarque qu'un grand nombre de dents sont absentes aux deux mâchoires. Le côté supérieur droit, le seul qui nous intéresse, est en particulier dépourvu de deux grosses molaires, de la deuxième prémolaire et de la canine. La malade ne peut nous donner, ainsi que nous l'avons déjà signalé au début de cette observation, des renseignements exacts sur l'histoire de ces dents.

Dans ces conditions, nous cherchons à déterminer par la palpation le point de départ exact des douleurs.

En saisissant entre le pouce et l'index le rebord alvéolaire, dont nous pressons alternativement les différents points d'arrière en avant, nous ne provoquons aucune douleur au niveau de la région des molaires et des prémolaires, tandis que la pression exercée sur la région de la canine fait immédiatement apparaître un accès de tic douloureux. Nous remarquons, en outre, que le maximum de la douleur occasionnée par cette exploration répond à un point de la fosse canine correspondant au sommet de l'alvéole de cette dent. C'est d'ailleurs à ce niveau que la malade rapporte l'origine des douleurs dont les irradiations s'étendent à la tempe et à la région préauriculaire.

Cette particularité de la localisation à un point fixe du maximum d'intensité de la douleur nous amène à penser que la lésion, qui en est la cause, se trouve également localisée à ce niveau. Partant de cette considération, nous proposons à la malade, non pas la résection totale du bord alvéolaire, mais une résection partielle comprenant une virole osseuse de la fosse canine en un point correspondant au sommet de l'alvéole de la dent de ce nom. La présence de l'incisive latérale et de la première prémolaire permet, dans le cas particulier, de fixer exactement la région à opérer et en rend l'exécution facile.

En effet, après avoir dans la région indiquée, c'est-à-dire dans le vestibule au point correspondant au sommet de l'alvéole de la canine, détruit, au moyen du galvano-cautère, la muqueuse et le périoste dans une étendue d'environ 6 millim. de diamètre, nous perforons la paroi alvéolaire d'avant en arrière. Cette opération est pratiquée au moyen d'un petit foret (2 millim. de diamètre), mû par le tour à pédale. Des rugines de plus en plus fortes, actionnées par le même instrument, agrandissent progressivement la perforation alvéolaire de façon à lui donner un diamètre égal à celui des parties molles détruites. Nous avons de la sorte creusé au fond du vestibule, dans l'intervalle qui sépare les deux sommets de l'incisive latérale et de la première prémolaire, un puits de 6 millim. de diamètre et de plus d'un centimètre de profondeur. L'opération terminée, nous pratiquons un lavage antiseptique de la plaie, dans laquelle nous plaçons ensuite un tampon de ouate imbibé d'une solution d'acide thymique à 1 p. 2500.

Les jours qui suivent l'opération, la malade, considérablement soulagée, présente néanmoins encore quelques crises. Aussi le 3 juin nous ruginons de nouveau les parois du puits osseux et nous lui donnons une forme elliptique à grand diamètre vertical de plus d'un centimètre.

A la suite de cette seconde intervention les crises disparaissent entièrement et la guérison se maintient intacte *depuis huit mois.*

Observation XV

Tic douloureux inférieur gauche datant de quatre ans. Aucun traitement chirurgical antérieur. — Ablation du bord alvéolaire au niveau de l'emplacement de la deuxième grosse molaire inférieure gauche, le 30 avril 1894. Guérison immédiate, maintenue intacte depuis dix mois.

Mme V..., 63 ans, aurait présenté, entre l'âge de 30 à 40 ans, des fluxions de la joue gauche et des abcès de la gencive au niveau de la région alvéolaire correspondant à l'emplacement de la deuxième grosse molaire inférieure gauche. Ces accidents auraient cessé de se produire à la suite de l'avulsion de cette dent vers l'âge de 40 ans. Plus tard, les deux dents voisines, c'est-à-dire la première et la troisième grosse molaire, auraient également été extraites pour cause de carie.

La partie postérieure gauche de la mâchoire inférieure était donc entièrement dépourvue de molaires, lorsque, il y a quatre ans, Mme V... fut prise de douleurs violentes occupant cette région et s'irradiant de là à la tempe et au menton du même côté.

Les douleurs, présentant tous les caractères classiques du tic douloureux, apparaissent sous forme de crises de courte durée sous l'influence d'un contact de la main ou d'un corps étranger sur la joue, la lèvre, la tempe du côté malade. La parole, la mastication, la déglutition leur donnaient également naissance.

Dans le courant des trois premières années de l'affection les crises étaient seulement provoquées, c'est-à-dire qu'elles n'apparaissaient point à l'état de repos, ni la nuit pendant le sommeil.

Depuis une année environ, les accès se montrent spontanément, jour et nuit, à intervalles variables, très rapprochés dans les périodes aiguës de la maladie (plusieurs par heure), plus rares dans les périodes de calme (un ou deux par jour).

Au mois d'avril 1894, époque à laquelle nous voyons pour la première fois Mme V..., celle-ci traverse une période de crises aiguës très fréquentes et très vives. Aussi l'exploration de la bouche est-elle assez difficile, le plus léger contact sur la lèvre déterminant l'apparition d'une crise dont la durée est de deux à trois minutes environ.

Néanmoins, après avoir constaté l'absence des trois grosses molaires dont l'histoire a été faite au début de cette observation, nous reconnaissons, par la pression exercée avec le doigt sur les différents points du bord alvéolaire inférieur gauche dépourvu de dents, que la région correspondant à l'emplacement de la deuxième grosse molaire est la plus douloureusement affectée.

Nous diagnostiquons : tic douloureux symptomatique d'une lésion nerveuse de nature cicatricielle ayant son siège dans la partie du bord alvéolaire inférieur gauche correspondant à l'emplacement de la deuxième grosse molaire.

Nous proposons à la malade d'intervenir directement sur cette région par une opération extemporanée qui la débarrasserait immédiatement de sa névralgie. Après quelques jours d'hésitation, pendant lesquels nous pratiquons au galvanocautère cinq ou six applications de feu sur la région malade, Mme V..., légèrement soulagée par ces cautérisations, accepte notre proposition.

L'opération est pratiquée sous le chloroforme le 30 avril 1894, et consiste dans l'ablation par rugination au moyen d'une fraise forte et bien coupante, mue par le tour à pédale, de toute la région alvéolaire soupçonnée.

La guérison fut immédiate et se maintient *intacte depuis dix mois.*

Observation XVI

Tic douloureux supérieur droit datant de deux ans et demi. Aucun traitement chirurgical antérieur. — 8 juin 1894. Résection partielle du bord alvéolaire par trépanation au niveau de la fosse canine. Soulagement. — 30 août 1894. Résection du bord alvéolaire correspondant à l'emplacement des prémolaires supérieures droites. Guérison immédiate, maintenue intacte depuis six mois.

Mme Lef..., 60 ans, aurait présenté, entre 35 et 40 ans, une série de fluxions de la joue droite et des abcès de la gencive ouverts au niveau du vestibule, en un point correspondant, d'après les renseignements fournis par la malade, à la racine de la deuxième prémolaire de ce côté.

Cette dent, profondément cariée, aurait été extraite vers

l'âge de 40 ans. A la suite de cette opération, les accidents inflammatoires observés du côté du vestibule auraient rapidement disparu pour ne plus se reproduire.

Il y a deux ans et demi, Mme Lef... aurait été prise un jour, sans cause appréciable, d'un accès névralgique violent occupant la joue gauche près de l'aile du nez et s'étendant de là à la tempe et à la région préauriculaire; cet accès, apparu subitement, disparut avec la même rapidité après une durée de quelques secondes. La malade eut ainsi dans la journée trois accès semblables.

Le lendemain et les jours suivants, les crises névralgiques s'étant reproduites, Mme Lef... alla consulter un médecin qui pratiqua l'extraction d'une molaire supérieure cariée. Cette opération n'amena pas de soulagement.

Dans le courant de la première année de l'affection, la malade se fit extraire toutes les molaires supérieures et inférieures du côté droit. Ces interventions restèrent sans résultat.

Les crises douloureuses n'apparaissent point spontanément; elles sont provoquées par un contact de la main ou d'un corps étranger sur la face, par la parole, la mastication, la déglutition.

Lorsque la malade vient nous consulter, c'est-à-dire le 8 juin 1894, nous constatons à l'inspection de la bouche que toutes les molaires droites sont absentes.

La pression du rebord alvéolaire supérieur, saisi entre le pouce et l'index, détermine au niveau de la région correspondant aux alvéoles des prémolaires une sensation douloureuse très marquée et l'apparition d'une crise caractéristique de tic douloureux.

Nous diagnostiquons: névralgie spasmodique ayant pour point de départ une lésion cicatricielle de l'alvéole de la deuxième prémolaire supérieure droite.

Dans ces conditions, nous proposons la trépanation alvéolaire, opération qui nous a donné un bon résultat dans le cas qui fait l'objet de l'observation précédente.

Nous pratiquons donc par ce procédé un puits d'un centimètre de profondeur sur une égale largeur, au niveau de la région vestibulaire correspondant au sommet de l'alvéole de la deuxième prémolaire, empiétant à droite et à gauche sur les alvéoles des deux dents voisines.

Malgré cette large trépanation, le résultat de cette opération fut néanmoins incomplet. En effet, la malade, étant retournée dans son pays après une période de quinze jours, nous écrivit dans la première quinzaine de juillet qu'elle continuait à ressentir le soir des accès douloureux spontanés au niveau de la partie opérée, mais ne s'étendant plus comme auparavant à la tempe et à la région préauriculaire.

Nous conseillâmes à la malade d'attendre encore quelque temps; mais son état ne s'améliorant pas, elle revint, à la fin du mois d'août, demander qu'on la débarrasse de ses douleurs par une nouvelle intervention.

La résection du bord alvéolaire, pratiquée le 30 août et comprenant les alvéoles des deux prémolaires, eut un plein succès. Le résultat fut immédiat, et la guérison se maintient d'une façon absolue depuis six mois.

Observation XVII

Tic douloureux supérieur gauche datant de trois ans. Aucun traitement chirurgical antérieur. — Résection de la partie du bord alvéolaire correspondant aux alvéoles de la canine et de l'incisive latérale gauches, le 20 août 1894. Guérison immédiate, maintenue intacte depuis cinq mois.

M. Sch..., de Londres, 58 ans, est atteint depuis trois ans de douleurs très violentes occupant le côté supérieur gauche de la face.

Ce malade, dont plusieurs dents auraient été extraites pour cause de carie, entre l'âge de 30 et 50 ans, n'en présentait plus, d'après les renseignements qu'il nous donne, qu'un nombre très restreint à la mâchoire supérieure lorsqu'apparut l'affection actuelle.

Les médecins, qu'il consulta dans les premiers temps de sa maladie, pensant avoir affaire à une névralgie d'origine dentaire, pratiquèrent l'extraction de toutes les dents restantes de la mâchoire supérieure.

Cette intervention n'amena d'ailleurs aucun résultat.

Nous voyons M. Sch... (qui nous est adressé par M. V. H., opéré par nous le 25 juin 1895), pour la première fois, vers le milieu du mois de juillet 1894.

Les crises douloureuses, qui présentent tous les caractères classiques du tic douloureux, apparaissent sous l'influence du plus léger contact de la main ou d'un corps étranger sur la lèvre, la joue, l'aile du nez, de l'action de parler, de boire, de manger ou d'avaler. Toutefois elles ne se montrent pas à l'état de repos, ni la nuit pendant le sommeil.

A l'examen de la cavité buccale, nous constatons que la mâchoire supérieure est entièrement dépourvue de dents.

L'exploration du rebord alvéolaire, saisi entre le pouce et l'index, nous amène à fixer à la région correspondant à la canine et à l'incisive latérale le siège de la lésion originelle de l'affection en présence de laquelle nous nous trouvons. La pression à ce niveau est, en effet, douloureuse et détermine l'apparition d'une crise caractéristique de tic douloureux.

Le 20 août 1894, nous pratiquons, par le procédé habituel, la résection extemporanée de cette partie du bord alvéolaire.

Le résultat fut immédiat, le malade n'ayant plus ressenti aucune crise de névralgie spasmodique à partir du moment de notre intervention.

La guérison se maintient intacte depuis cinq mois.

Observation XVIII

Tic douloureux du côté gauche de la face datant de dix ans. Aucun traitement chirurgical antérieur. — Le 26 octobre 1894, résection extemporanée de la partie du bord alvéolaire supérieur gauche correspondant à l'emplacement de l'incisive latérale, de la canine et des prémolaires. — Guérison.

Cette observation a été l'occasion d'une communication de M. Josias lui-même à la Société de thérapeutique, dans la séance du 26 décembre 1894.

Nous ne pouvons mieux faire que d'en rapporter les termes d'après les procès-verbaux de la Société :

J'ai l'honneur de soumettre à la Société l'observation d'une de mes malades de l'hôpital de la Pitié, atteinte de névralgie spasmodique du côté gauche de la face, de cette névralgie plus connue sous la dénomination de *tic douloureux de la face*.

La nommée B..., mariée, âgée de 60 ans, journalière, est entrée à l'hôpital de la Pitié, salle Grisolle, lit n° 33, le 23 octobre 1894.

Les antécédents de cette malade méritent de nous arrêter quelques instants.

Un grand-père, un oncle et deux sœurs seraient morts étant aliénés; en outre, son père était irritable et coléreux. Et cependant notre malade n'avait jamais présenté une seule crise nerveuse se rattachant à l'hystérie ou à l'épilepsie, ni même à l'aliénation mentale.

Réglée à l'âge de 13 ans, d'une façon régulière, elle a cessé de voir à 54 ans; elle n'eut jamais d'enfant et ne fit aucune fausse couche.

A 22 ans, elle est atteinte de fièvre rhumatismale à déterminations articulaires multiples, et reste immobilisée dans son lit durant sept mois.

De 33 à 38 ans, elle aurait souffert d'une névralgie sciatique.

Dès l'âge de 12 ans, elle se plaignait de sa dentition ; il paraîtrait qu'on dut lui arracher des dents à maintes reprises : à 12 ans, à 22 ans, à 30 ans et à 59 ans. Bien que ses souffrances dentaires ne se soient pas accompagnées d'abcès, il est présumable qu'elles étaient occasionnées par des caries dentaires, compliquées de périostite alvéolo-dentaire.

Cette malade, avons-nous dit, entre à l'hôpital pour se faire soigner d'une névralgie faciale, tenace, pénible, cruelle, et dont le début remonterait à huit ans environ. A cette époque, cette névralgie était exclusive; mais, deux ou trois ans plus tard, survinrent des convulsions dans le même côté gauche de la face.

Cette malheureuse, dont l'existence est, depuis huit ans, une véritable torture, a été soignée sans le moindre succès, d'abord en province, puis à Paris, à la policlinique de la rue Mazarine, aux consultations externes de l'Hôtel-Dieu et de la Pitié, épuisant toutes les médications calmantes, dont la quinine, la belladone, l'opium, l'aconitine, etc., faisaient naturellement les frais.

Au mois de décembre 1893, elle est entrée une première fois à la Pitié, dans le service de mon distingué collègue et ami Albert Robin; là, elle aurait éprouvé, pour la première fois, un soulagement momentané, grâce à des injections hypodermiques de glycéro-phosphate de chaux.

Le jour de son entrée dans mon service, cette femme, obèse, au teint coloré, se plaint de douleurs vives dans tout le côté gauche de la face; ces douleurs sont continuelles et paroxystiques ; les paroxysmes reviennent par accès et sont accompagnés de contractions toniques des muscles de ce même côté du visage.

Il existe, en outre, des points douloureux sur le trajet des branches du trijumeau, au niveau du trou mentonnier, du trou sous-orbitaire et de l'échancrure sous-orbitaire.

L'examen de la bouche permet de constater la présence de douze dents ; trois au maxillaire supérieur droit (la deuxième petite molaire et les deux premières grosses molaires du côté droit) ; neuf au maxillaire inférieur (quatre incisives, deux canines, la première petite molaire droite et les deux petites molaires gauches). Si l'on saisit entre le pouce et l'index le côté gauche du rebord alvéolaire supérieur, on provoque une douleur extrêmement vive.

Tous ces symptômes douloureux de la face se reproduisent jour et nuit et entraînent une insomnie persistante.

La mastication est impossible ; aussi la malade est-elle obligée de se nourrir avec des potages, des purées, des viandes hachées ou bouillies.

Le caractère de cette malade s'est singulièrement modifié depuis sa maladie actuelle ; elle est devenue très irritable, répond avec effarement à toutes les questions qu'on lui adresse et réclame avec insistance sinon la guérison, du moins un soulagement à ses tortures. Nous n'avons constaté aucun trouble de la sensibilité, ni du côté de la peau, ni du côté des sens. Il n'existe aucun trouble trophique. Les urines sont normales et ne renferment ni sucre ni albumine.

Notre thérapeutique est malheureusement bornée ; néanmoins, les injections de chlorhydrate de morphine et l'administration du sulfonal, à la dose de 2 à 3 grammes, procurent à notre malade quelques heures de repos.

En résumé, nous étions en présence d'une malheureuse femme, atteinte de névralgie spasmodique du côté gauche de la face, ayant des antécédents héréditaires nerveux et présentant des altérations multiples du rebord alvéolaire des deux maxillaires.

Cette névralgie spasmodique, ce tic douloureux, a été décrit magistralement par Trousseau, sous le nom de *névralgie épileptiforme, convulsive*. Elle a exercé la sagacité de tous les thérapeutes, avec des résultats variés, presque toujours avec un insuccès lamentable. Les médicaments prescrits pour combattre cette névralgie spasmodique sont multiples ; nous citerons plus particulièrement l'opium à doses élevées, suivant la pratique de Trousseau, le sulfate de quinine, l'aconitine, le nitrite d'amyle, la trinitrine, le coton chloral, la gelsémine, la teinture de gelsemium, le sulfate de cuivre ammoniacal, préconisé par Féréol, le chlorhydrate de cocaïne, etc. A côté de ces médicaments, dont il nous serait facile de prolonger l'énumération, nous rappellerons qu'on s'est adressé à la médication révulsive : chlorure de méthyle, pointes de feu ; à l'électricité : galvanisation. Parallèlement à la médication médicale, on a opposé la médication chirurgicale ; les uns ont conseillé la section de l'artère temporale au-dessus de l'arcade zygomatique, la ligature de la carotide primitive, l'élongation, la section et la résection du nerf frontal externe, du sous-orbitaire, du lingual, du dentaire inférieur ; d'autres ont poursuivi le trijumeau jusque dans l'intérieur de la cavité crânienne, ont pratiqué l'ablation du ganglion de Meckel et la résection du ganglion de Gasser. Toutes ces tentatives, plus ou moins hardies, audacieuses, n'ont pas donné les succès que leurs auteurs espéraient.

Aujourd'hui, ces pratiques sont abandonnées, délaissées. Nous regardons le tic douloureux non comme une maladie essentielle, mais comme la traduction symptomatique d'une lésion périphérique, dont la nature et le siège exacts restent indéterminés.

Gross attribue cette névralgie à une compression des filets nerveux, qui traversent les alvéoles, par suite du dépôt de matière osseuse dans les canalicules. Duplay a une certaine tendance à attribuer cette maladie à une altération des branches du nerf dentaire, et non à une lésion du tronc même de ce nerf, ainsi que Demée l'a antérieurement observé en 1869. Dans un cas de Duplay, qui date de 1884, comme chez les malades de Gross, il a suffi de réséquer les alvéoles pour mettre un terme aux crises douloureuses. Ainsi qu'il est aisé de se convaincre, nous nous éloignons de plus en plus du tronc du nerf dentaire. A cette époque, il est permis de conclure avec Duplay que la lésion ne dépasse pas les alvéoles. Alors surgit la question relative à la nature de la lésion.

Duplay la localise dans les branches alvéolaires du nerf dentaire et se demande s'il s'agit d'une compression de ces branches par une sorte d'ostéite condensante (Gross), ou si ces branches elles-mêmes ne sont pas plutôt le siège de petits névromes douloureux, comme on en observe à l'extrémité des nerfs après les amputations.

M. le Dr V. Jarre (1) prétend que le tic douloureux de la

(1) *Recherches sur le tic douloureux de la face*, par le Dr V. Jarre, dans la *Revue mensuelle de stomatologie*, nos 1 et 2 (1894).

face est presque toujours la manifestation clinique d'une lésion nerveuse périphérique de nature cicatricielle. Ces lésions cicatricielles seraient consécutives à des phénomènes d'infection et de suppuration des tissus alvéolaires (arthrite alvéolaire ou périostite alvéolo-dentaire, et gingivo-périostite déterminée par l'éruption vicieuse de la dent de sagesse inférieure).

Ces considérations pathogéniques déterminent M. Jarre à préciser la région lésée de l'arcade alvéolaire, puis à pratiquer l'ablation de ce bord alvéolaire, et, par suite, des lésions nerveuses qu'il renferme. Dans le principe, M. Jarre a tenté de détruire cette région suspecte par une série d'applications de pointes de feu. Cette méthode a de multiples inconvénients, car elle est longue, pénible, et entraîne la production de séquestres.

Pour ces raisons, M. Jarre donne la préférence à une opération plus radicale, à la résection extemporanée. Son procédé comprend trois temps :

Premier temps : Excision de la muqueuse et du périoste recouvrant la partie alvéolaire à réséquer;

Deuxième temps : Résection de la partie dénudée du bord alvéolaire ;

Troisième temps : Rugination de la plaie osseuse.

M. le Dr Le Gac, dans sa thèse inaugurale (1894) intitulée : *De la pathogénie du tic douloureux de la face et de son traitement par la résection du rebord alvéolaire*, accepte les idées de M. Jarre et s'efforce de les vulgariser, en se basant sur dix-huit cas de névralgie spasmodique, traités et guéris par l'ablation du bord alvéolaire.

En présence de semblables résultats, fort encourageants, j'ai prié mon distingué confrère, M. Jarre, de venir examiner ma malade et de tenter une opération susceptible de la guérir.

Le 26 octobre 1894, M. Jarre recherche le siège exact d'origine des douleurs, en précisant les antécédents de notre malade, ainsi que les points de localisation douloureuse. Ce siège répond à une région du bord alvéolaire supérieur gauche, comprise entre l'emplacement de l'incisive latérale et celui de la seconde prémolaire.

L'opération pratiquée par M. Jarre sur cette région, préalablement anesthésiée avec deux injections d'une solution de chlorhydrate de cocaïne (2 centigrammes de cocaïne), peut se résumer ainsi :

1° Incision au thermocautère de la muqueuse et du périoste

du bord alvéolaire, isolant tout le pourtour de la région indiquée ;

2° Deux sections parallèles, pratiquées à la scie circulaire, mue par le tour à pédale, l'une au niveau de l'emplacement de l'incisive latérale, l'autre au niveau de celui de la seconde prémolaire, sections comprenant toute la hauteur du bord alvéolaire ;

3° Ablation avec la pince coupante du segment du bord alvéolaire, compris entre les deux sections osseuses ;

4° Rugination osseuse et cautérisation de la plaie pour combattre l'hémorrhagie.

Le traitement ultérieur consista en lavages répétés de la bouche avec de l'eau boriquée bouillie, dans l'application permanente d'un tampon de ouate hydrophile imbibée de cette même eau, au niveau de la plaie, et dans l'administration de 1 gramme de sulfonal pour assurer le repos de la nuit.

Dès le 26 octobre, jour de l'opération, aucune crise douloureuse ne se produisit ; il en fut de même le 27.

Le 28, la malade se plaint de ressentir, au niveau de sa plaie, quelques douleurs, s'irradiant dans le maxillaire supérieur, vers l'angle inférieur de la mâchoire inférieure et au niveau de l'articulation temporo-maxillaire. Ces douleurs n'ont nullement le caractère névralgique, mais semblent exclusivement causées par la plaie elle-même et par une série de traumatismes produits sur la muqueuse de la joue pendant l'opération.

Les jours suivants, les crises douloureuses ne réapparaissent pas, les nuits sont plus calmes et l'état général s'améliore. En même temps, la plaie de la bouche se déterge, bourgeonne et se cicatrise lentement.

Enfin, l'appétit renaît et la malade éprouve une sensation de bien-être qu'elle ne connaissait plus depuis huit ans.

A la date de ce jour, 25 décembre 1894, la guérison de cette malade se maintient complète, sans aucune restriction.

J'ai donc lieu de me réjouir personnellement d'avoir fait appel au concours de mon confrère M. Jarre, et je revendique pour sa méthode la guérison absolue de ce tic douloureux de la face, tout en regrettant que l'interprétation pathogénique de cette maladie ne soit pas contrôlée par un examen anatomo-pathologique. Si le tic douloureux de la face est occasionné par une lésion périphérique, siégeant dans le rebord alvéolaire et justiciable d'une opération chirurgicale curatrice, nous ne pouvons faire que des hypothèses sur la nature de la lésion elle-même.

La malade est revue le 25 février 1895. Sa guérison persiste d'une façon absolue.

CONCLUSIONS

1° Le tic douloureux de la face est une affection symptomatique d'une lésion cicatricielle des extrémités terminales des nerfs inclus dans la région alvéolaire;

2° Le caractère cicatriciel, indélébile, de la lésion originelle du tic douloureux de la face donne la raison de son incurabilité spontanée;

3° Le siège alvéolaire périphérique de cette lésion explique l'inefficacité des moyens chirurgicaux, proposés jusqu'à ce jour, consistant dans des sections ou dans des résections des nerfs, le rôle de transmission de ces derniers se trouvant, au bout d'un certain temps, suppléé par l'action compensatrice progressivement établie des anastomoses collatérales ;

4° Le seul traitement rationnel du tic douloureux de la face consiste donc dans l'ablation extemporanée de la partie du bord alvéolaire qui renferme cette lésion. Les résultats constants et définitifs que nous avons obtenus par ce procédé en sont une preuve irrécusable.

IMPRIMERIE LEMALE ET Cie, HAVRE

www.ingramcontent.com/pod-product-compliance
Ingram Content Group UK Ltd.
Pitfield, Milton Keynes, MK11 3LW, UK
UKHW020403220726
13923UKWH00004B/1715

9 782019 275099